Te $\frac{34}{332}$

CHOLÉRA. — HOMŒOPATHIE.

QUELQUES MOTS

A M. LE DOCTEUR CHARGÉ,

Officier de la Légion-d'Honneur, etc.:

PAR

LE DOCTEUR MARTIN DE ROQUEBRUNE,

Chirurgien-Major de la Marine en Retraite, Chevalier de la Légion-d'Honneur,

Officier de l'Ordre du Sauveur, de Grèce, Médecin de l'Administration des Douanes,

Membre Titulaire de la Société Impériale de Médecine

de Marseille, etc.

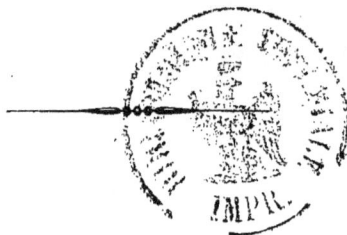

MARSEILLE,

THYPOGRAPHIE ET LITHOGRAPHIE Vᵉ MARIUS OLIVE,

RUE MAZADE, 28.

1854.

CHOLÉRA. — HOMOEOPATHIE.

QUELQUES MOTS

A M. LE DOCTEUR CHARGÉ.

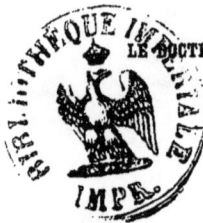

PAR

LE DOCTEUR MARTIN DE ROQUEBRUNE.

MONSIEUR ,

Vous vous plaignez de ce que « les Médecins dissidents de-« meurent sourds à votre voix » (*Traitement homœopathique préservatif et curatif du Choléra épidémique*, par le Dʳ CHARGÉ, avril 1849, 3ᵉ édition , page 6.)

Et, pour les obliger à s'occuper de vous et de votre médecine miraculeuse , vous leur faites l'honneur de leur octroyer publiquement un brevet d'incapacité : « les gens du monde ont guéri, « ma brochure à la main , plus de cholériques que tous les « médecins réunis de l'ancienne école. » (Lettre du 10 août 1854, à M. le Dʳ Rapou, de Lyon).

Un pareil langage m'étonnerait de la part d'un médecin aussi recommandable, si je n'étais autorisé à le considérer comme la voix du cygne près d'expirer, comme le cri de désespoir d'une médecine défaillante.

C'est assez vous dire, Monsieur, que je ne vous suivrai point sur ce terrain, et que, dans les quelques mots que je vais me permettre de vous adresser, je ne cesserai jamais d'être courtois; mais j'espère y gagner ce que vous avez perdu par vos provocations imprudentes et trop fréquemment réitérées.

Pourquoi, en effet, Monsieur, ne pas vous contenter de vos

fabuleux succès? Quel besoin aviez-vous d'écraser, sous votre médecine mystique, ces pauvres « dissidents », jadis vos maîtres vénérés, et auxquels, en un jour de gloire et de bonheur, vous aviez juré respect, reconnaissance et considération?

Fils ingrat! vous avez voulu étouffer cette mère qui vous donna ces droits dont vous faites un si malheureux usage, et aujourd'hui, désespéré de l'insuccès de vos efforts, vous aspirez à déverser sur elle le mépris et la déconsidération, au moment même où, à l'imitation de l'Homme-Dieu, elle vient, par une abnégation sublime de ses intérêts et de ses affections les plus saintes, de se dévouer, corps et âme, au soulagement des malheureuses victimes du choléra!

Vous aussi, dites-vous, « vous avez été sur la brèche nuit et « jour pendant deux mois », et vous êtes « arrivé au 10 août, « avec 4 décès seulement. » *(Lettre à M. Rapou, déjà citée.)*

Je vous en félicite sincèrement, et je ne félicite pas moins vivement les trop heureux malades qui ont eu la pensée de s'adresser à vous.

Mais pourquoi, encore, ne pas jouir de vos succès en famille? Pourquoi, à la rigueur, ne pas vous contenter de les proclamer, même dans les feuilles extrà-scientifiques que vous affectionnez tant? Pourquoi vous faut-il encore traîner derrière votre char triomphateur, vos adversaires abattus, anéantis? C'est bien peu généreux, vous en conviendrez, surtout de la part d'un médecin si chrétien, si charitable, si pieux! Si nous sommes malades, comme vous le dites, qué ne venez-vous à nous, comme le Bon Pasteur, avec des paroles de paix; alors, sans doute, nous pourrions vous écouter et peut-être « accepter l'enseignement « de votre école. »

Mais non, vous avez préféré des paroles de colère; vous nous avez anathématisé du haut de votre chaire réformiste, et vous nous avez publiquement octroyé, comme je le disais plus haut, un brevet d'incapacité. Je ramasse votre gant, Monsieur, et, pour vous le renvoyer, je n'ai qu'à me servir des armes que vous me fournissez vous-même, d'ailleurs, je ne peux manquer de vous être agréable, en devançant par quelques mots, l'enquête que vous « appelez de tous vos vœux » (6ᵉ édit. p. 47), et que la Société de Médecine de notre ville, non moins que moi, désireuse de répondre à vos souhaits, a résolu de faire sur vos succès en 1854.

Vous l'avez imprimé : (3ᵉ édition de votre brochure, p. 42 à 43.) « L'invasion du choléra n'a été, à Marseille, nulle part
« aussi terrible, en 1849, qu'à la Caserne des Douanes du
« cours Bonaparte, et à la Maison du Refuge, soit le monas-
« tère de Notre–Dame de Charité. Par une grâce providentielle,
« l'homœopathie a été appelée dans l'un et l'autre de ces foyers
« d'infection, à fournir, au grand jour, des *preuves irrécusa-*
« *bles, authentiques* de ce qu'elle pouvait faire.

« A la Caserne des Douanes, M. le Dʳ Vidal, médecin-adjoint
« des Douanes et ancien chirurgien-major de la Marine, bien
« convaincu, par son expérience personnelle, de la nullité des
« traitements allopathiques, a accepté franchement, dans cette
« circonstance, *l'enseignement de notre école* ; il y a soumis
« sa pratique, et son rapport officiel à M. le Directeur des
« Douanes *dira* que plus de 60 guérisons sont venues raffermir
« ses croyances nouvelles.

« Au Refuge, sur 300 personnes *environ* qui composent
« l'établissement, *plus de* 270 ont ressenti, à un degré plus ou
« moins fort, les atteintes de l'influence épidémique. Il sera
« fait plus tard l'histoire de tous ces malades ; qu'il me suffise
« aujourd'hui de répéter, après le témoignage de M. l'aumônier
« du Refuge, que, le 21 septembre, époque depuis laquelle il
« n'y a plus eu de nouveaux malades, 15 décès seulement avaient
« eu lieu ; depuis lors, j'ai eu 4 nouveaux décès, dont 3 enfans,
« en tout 19 décès, dont il faut défalquer, de toute justice, 4
« décès ainsi répartis : une phthysique, une malade qui n'a été
« vue qu'à l'agonie, une femme de 70 ans, morte dans un état
« de démence absolue, et une quatrième enfant, morte par im-
« prudence. Restent 15 décès sur plus de 270 malades, dont
« 200 ont présenté, au moins, pour caractères du choléra, le

« froid de la langue, le refroidissement général de tout le corps,
« des crampes, le ralentissement du pouls et la diarrhée.

« Je ne sache pas que, nulle part, l'homœopathie même ait
« obtenu de plus beaux résultats. »

Ainsi donc, Monsieur, dans ces deux établissements « l'ho-
« mœopathie a été appelée *à fournir au grand jour des preu-*
« *ves irrécusables, authentiques*, de ce qu'elle pouvait faire. »
C'est mieux encore « nulle part, ajoutez-vous, elle n'a, que je
« sache, obtenu de plus beaux résultats. »

Vous admettez donc nécessairement comme irrécusables, authentiques, les résultats obtenus à la Caserne des Douanes par
votre ami, M. Vidal, au même titre que ceux obtenus par vous-
même à la Maison du Refuge.

Laissons un moment de côté cette dernière ; j'y reviendrai
plus tard ; occupons-nous de la première tout d'abord.

Votre ami y a, dites-vous, obtenu plus de 60 guérisons ; sur
combien de malades, s'il vous plaît ? contre combien de décès ?
sur combien de personnes composant la population de cet établissement ? C'est ce que vous vous gardez bien de dire, et
cependant la chose en valait bien la peine ; car lorsqu'on cite des
miracles, on doit, pour commander la confiance, relater toutes
les circonstances antécédentes et concomitantes. On doit surtout
être plus précis et au lieu de « plus de 60 guérisons », donner
le chiffre réel de ces dernières.

Eh bien ! Monsieur, ce que vous ne dites pas, je vais tâcher
de le dire, car la grâce providentielle qui, pour le besoin de
votre cause, avait, en 1849, placé à la tête du service médical
de cette Caserne, un médecin trop complaisant peut-être pour
votre personne et vos doctrines mystiques, y a, en 1854, placé
un autre médecin, plus ami, il ose s'en flatter, des saines doctrines et de la vérité, et décidé, comme J.-J. Rousseau, à *vitam
impendere vero. Cette même grâce providentielle qui*, en
1849, a pu vous faire imprimer que « nulle part, à Marseille,
« l'invasion du choléra n'a été aussi terrible qu'à la Caserne des
« Douanes du cours Bonaparte », n'a pas davantage épargné,

en 1854, cet établissement ; je dirai mieux, elle l'a frappé plus terriblement encore, puisque, au lieu de 60 guérisons, j'y en ai obtenu 123.

Il était donc curieux de rechercher et de comparer les résultats obtenus à ces deux époques, dans la même localité, sur une population composée de personnes soumises aux mêmes influences de localité, de régime, de profession, etc., et à l'aide de deux méthodes de traitements complètement opposées, je dirai mieux, aussi hostiles que le principe du bien et celui du mal.

Malheureusement, ce rapport officiel à M. le directeur des Douanes, qui a servi de base à votre brochure, et sur lequel vous étayez avec tant de complaisance vos ferventes convictions, ne se retrouve plus dans les archives de la Direction, où on n'a pas même conservé le souvenir de son existence ; mais il doit avoir été conservé soigneusement dans vos mains, car une pièce aussi importante pour le procès que vous soutenez, ne peut avoir été égarée par vous, et il serait très-important de la connaître. Toutefois, en attendant cet heureux jour, si désiré par vos confrères, trop désiré peut-être pour votre repos, j'ai voulu, du moins, arriver à quelques conclusions, à l'aide des précieux renseignements que j'ai pu recueillir sur les résultats obtenus en 1849.

Or, en comparant ces derniers avec ceux que je viens de réaliser en 1854, voici ce que j'ai trouvé :

En 1854, la population de cette Caserne, au moment de l'invasion du choléra, se composait de :

> 121 hommes,
> 108 femmes ou demoiselles adultes,
> 120 enfants des deux sexes.

Total... 349.

Sur ce chiffre, j'ai eu, du 11 mai au 13 août, et pendant une période de 95 jours, 135 malades, ainsi *répartis :*

> 68 hommes,
> 42 femmes ou demoiselles adultes,
> 25 enfants.

Total... 135 malades, ainsi *catégorisés :*

20 cholérines,

54 choléras légers,

36 choléras forts,

12 choléras algides,

11 choléras secs légers,

5 choléras secs violents.

Total... 135.

J'ai perdu :

4 hommes, c'est-à-dire 5,88 pour cent. (1)

2 femmes, c'est-à-dire 4,76 pour cent. (2)

6 enfants, c'est-à-dire 25,00 pour cent. (3)

Quand j'ai voulu savoir combien votre ami avait eu de malades hommes, femmes et enfants, je n'ai pu y parvenir, le rapport qui devait le dire, m'ayant fait défaut ; mais un registre *providentiel* restait, qui a pu m'apprendre le nombre des décès, dans ces trois catégories d'âges et de sexes, et j'y ai vu que, sur une population de 322 âmes seulement, existant dans la Caserne Bonaparte, en 1849, au moment de l'invasion du fléau, votre ami avait perdu 15 personnes, là où, sur une population de 349, j'en ai perdu 8 seulement, à l'aide de cette pauvre médecine rationnelle, que vous vous plaisez tant à ridiculiser.

(1) Vous me permettrez de vous faire observer que, sur ce chiffre, un seul homme est réellement mort malgré mes secours et ma médecine ; sur les trois autres, deux ne m'ont fait appeler que 4 à 5 heures avant leur décès, et alors que leur état pouvait être appelé l'agonie du choléra ; et le troisième, a subitement succombé en pleine et franche réaction, à une congestion cérébrale provoquée par des influences morales auxquelles je n'ai pu m'opposer.

(2) Chez ces deux femmes très-âgées, 64 et 75 ans, prises, après 5 à 6 jours de diarrhée négligée, du choléra algide, la réaction n'a pu être obtenue malgré les médications les plus énergiques, et la mort est arrivée après 6 et 20 heures.

(3) Sur les 6 enfants, il en est deux seulement qui ont réellement succombé au choléra ; chez les 4 autres, ce fléau n'est venu que pour briser des existences déjà gravement affectées par le travail de dentition.

J'y ai vu que, sur 45 hommes atteints à divers degrés de la maladie, et catégorisés comme il suit :

Diarrhées............ 8. (1) .
Cholérines.......... 20.
Choléras............ 17.

Total.... 45.

Votre ami a perdu 6 malades, c'est-à-dire 13,3 pour cent , tandis qu'en 1854, sur 68 hommes, réellement, incontestablement, et au vu et connu de toute la Caserne , atteints à divers degrés, par le fléau, et catégorisés comme il suit :

Cholérines...................... 6 ,
Choléras légers.................. 29,
Choléras forts................... 21,
Choléras algides................. 3,
Choléras secs légers............. 8,
Choléras secs forts.............. 1,

Total......... 68.

Je n'ai perdu que 4 malades, c'est-à-dire 6,88 pour cent.

En sorte que , grâces à la médecine homœopathique, la Caserne en question a , sur sa population virile, perdu, en 1849, 13,3 pour cent, tandis qu'en 1854 , grâces à la médecine rationnelle, à cette médecine que vous voulez bien appeler allopathique, cette population virile n'a perdu que 5,88 pour cent.

Or, remarquez le bien , Monsieur, c'est le miraculeux résultat de la première méthode médicale , en 1849, qui a servi de point de départ , de base à vos convictions, si j'en crois votre brochure ; c'est à l'aide de ces faits, prétendus miraculeux, qne vous nous adressez ces paroles mémorables : « les médecins dis-« sidens demeurent sourds à notre voix. »

Que penser dès-lors de votre médecine ? Que penser de convictions basées sur de tels éléments ?

(1) Notez, Monsieur, que, sur mon tableau, je ne fais pas figurer les diarrhées.

Permettez-moi encore un mot :

Que penseriez-vous de moi si, marchant sur vos traces, je disais :

« En 1854, l'invasion du choléra n'a été, à Marseille, nulle
« part aussi terrible qu'à la Caserne des Douanes du cours
« Bonaparte. Par *une grâce providentielle*, la médecine hip-
« pocratique a été appelée, dans ce foyer d'infection, à fournir,
« au grand jour, des preuves irrécusables, authentiques de ce
« qu'elle pouvait faire. Dans cet établissement, grâces à la con-
« fiance que nous avions inspirée à tous ses habitants, grâces
« aux résultats heureux que nous avions mille fois obtenus
« auprès des malades antérieurement confiés à nos soins, grâces
« surtout à une médecine rationnelle et basée sur l'expérience
« de plus de trois mille ans, nous avons obtenu des succès ines-
« pérés, et notre rapport officiel à M. le Directeur des Douanes
« a dit, le 29 août 1854 (*remarquez* la différence : je n'écris
« pas *dira*), que 123 guérisons, sur 135 malades, sont venues
« raffermir nos croyances anciennes et nous prouver qu'en
« dehors de la médecine hippocratique, il ne peut y avoir que
« revers, que déceptions. »

Et cependant, Monsieur, je n'aurais qu'un tort, fort grand à
mes yeux, fort léger aux vôtres, si j'en juge par vos écrits, celui
de manquer de modestie ; je dis un très-grand tort, car vous ne
l'ignorez pas plus que moi, Monsieur, la véritable science n'aime
guère le bruit, surtout celui de la presse politique. Modeste en
ses allures, elle se contente de faire connaître, dans les journaux
spéciaux et dans les Sociétés spéciales, ses découvertes, ses pro-
grès soupçonnés, et, confiante dans le témoignage de ses
adeptes, elle attend la confirmation pacifique de ses travaux.

Vous avez suivi une voie différente, Monsieur ; vous avez
aspiré à des résultats plus brillants, plus matériels ! aussi, ne
manquez-vous pas, dans chacune de vos éditions, aujourd'hui
arrivées au N° 8, et dont rien ne vous empêche de porter succes-
sivement le nombre à un chiffre fabuleux, d'ajouter : « Au
« début de l'épidémie, on devra se munir d'avance de tous ces

« médicaments, pour n'être pas exposé à perdre, au moment
« du danger, un temps toujours précieux. » et « *On trouve à la*
« *pharmacie Trichon, 18, rue St-Ferréol, à Marseille, des*
« *boîtes contenant tous ces médicaments, au prix de fr.* 20. »
(Brochure déjà citée, 3e édition, page 28.)

Serait-ce là le but final de vos attaques contre vos honorables
confrères? Je ne peux, ni ne veux le croire ; mais d'autres
pourraient être tentés de le penser.

Quoiqu'il en soit, Monsieur, tous les résultats que je vous ai
dit avoir obtenus à la Caserne Bonaparte, en 1854, contradic-
toirement à ceux annoncés par votre ami, M. le Dr Vidal, en
1849, et acceptés par vous, sont *authentiques, irrécusables*;
les faits qui leur servent de base se sont passés en présence des
Frères Anselme et Dosithée, temporairement empruntés par
l'Administration des Douanes à la Communauté tout récemment
fondée par Monseigneur l'Evêque de Marseille, sous l'invocation
de Notre-Dame du Bon-Secours. Ces dignes frères, dont le zèle
et le dévouement ont toujours été à la hauteur de leurs devoirs,
et dont le concours m'a été si utile, peuvent vous dire avec quel
empressement, avec quelle confiance mes soins et mes conseils
étaient accueillis par tous mes malades.

Il vous sera également facile de les vérifier, en consultant,
soit à la Direction des Douanes, soit chez telle personne que
vous voudrez bien me désigner pour lui en faire le dépôt, mon
Rapport officiel qui n'est pas un mythe introuvable, et qui, en
1854, constate que, grâces à la médecine vieille comme le
monde, grâces à une médecine rationnelle, modeste et nulle-
ment prétentieuse, j'ai guéri 123 malades là où, avec votre
médecine spiritualiste, vous prétendez en avoir guéri 60 seulement !

Ce rapport vous donnera les noms, âge, sexe, logement,
jour de la première visite médicale, degré de gravité et termi-
naison de la maladie chez chacune des personnes atteintes par
le fléau.

Ce Rapport ne désignera rien par les mots si élastiques et qui

vous sont si favoris de « *plus* » ou de « *environ.* » Il est précis ;
il est brutal comme un fait ; il est nu comme la vérité ;
mais, à la différence de cette déesse, il ne s'abrite pas dans un
puits ; il ne craint pas le jour, il le désire ; il ne redoute pas
la discussion, il la provoque.

Il mérite d'avoir des frères ; tâchez de leur donner le
jour.

Un mot encore, dans la troisième édition de votre brochure,
vous écrivez que « les convalescences interminables demeurent
« exclusivement l'apanage de la médecine allopathique. » Je
ne peux, Monsieur, accepter cet anathème, pas plus que ceux
que je viens de réduire à leur véritable valeur. Il vous sera
facile, comme à moi, de faire, sur mon rapport à M. le Directeur
des Douanes, le relevé des journées de maladies de mes 135
malades, si vous en avez la patience ; vous verrez que beaucoup
d'entr'eux n'ont été malades que 1, 2 ou 3 jours, et que la
moyenne générale s'élève au chiffre « interminable » de 7 1/5
de journée pour chacun.

Tâchez, Monsieur, de nous fournir des résultats aussi beaux,
aussi précis surtout.

Je pourrais m'en tenir là, et comme le pieux Enée à l'antique
Reine de Carthage, dire à vos lecteurs et aux miens : *Ab uno
disce omnes.*

Mais, Monsieur, vous avez joui, pendant bien des années,
du droit incontesté d'attaquer régulièrement vos confrères par
toutes les voies possibles de publicité. Vous voudrez donc bien
me permettre, à mon tour, d'ajouter encore quelques mots ;
d'ailleurs je vous l'avais promis, quelques pages plus haut, et
si je ne l'ai pas fait encore, je désire que vous soyez bien
convaincu que je suis un homme de parole.

Parmi vos succès en 1849, vous nous citez, en deuxième
ligne, ceux réalisés à la maison du Refuge ; souffrez que je les
examine.

Là, assurez-vous, sur 300 personnes environ qui composent l'Établissement, plus de 270 (1) ont ressenti à un degré plus ou moins fort les atteintes de l'influence épidémique, et, sur ce nombre, vous avez perdu 15 malades avoués et 4 autres dont vous cherchez à soustraire la responsabilité à l'influence épidémique. Total, 19.

Je pourrais prendre ce chiffre comme point de comparaison, car, à la caserne Bonaparte, sur mes 12 décès, il me serait bien certainement permis de récuser, à votre exemple, la responsabilité de 4 à 5 d'entr'eux au moins, ainsi que l'attesteraient, au besoin, les détails consignés dans mon rapport et le témoignage des parents.

J'aime mieux m'en tenir au chiffre que vous affectionnez tant, à celui de quinze décès cholériques ; or, si je les compare à mes huit décès cholériques au plus, également incontestables, je vois que, sur vos 270 malades, dont les plus jeunes ont au moins dépassé leur 8me ou 10me année, et dont un très-grand nombre n'ont dû éprouver que des atteintes fugitives du mal, vous en avez perdu quinze, c'est-à-dire 5,55 p. 0/0, tandis que, de mon côté, sur 135 malades, tous réellement atteints sérieusement par le fléau, puisque les plus légers malades ont été pris par la cholérine ; sur 135 malades, dis-je, dont un certain nombre étaient encore dans leur 1re, 2me, 3me ou 4me année, j'en ai perdu seulement 8, c'est-à-dire 5,92 p. 0/0.

Je ne vois pas, dès-lors, Monsieur, ce qui a pu sérieusement autoriser un homme de votre intelligence à écrire : « Je ne « sache pas que, nulle part, l'homœopathie même ait obtenu de « plus beaux résultats. »

Mais que faut-il penser de vos 270 malades sur 300 personnes peuplant le Refuge en 1849 ? L'histoire de tous ces malades que vous nous promettiez de faire plus tard, est restée en route, et pour cause ; en tout cas, il serait très-utile que cette histoire fût faite, ne fût-ce que pour l'édification de vos

(1) Toujours le même langage, toujours le même vague dans les résultats annoncés ! Ce ne sont jamais des chiffres précis, arrêtés ; c'est une population de 300 personnes *environ* ; ce sont *plus* de 270 personnes qui ressentent les atteintes du fléau, etc.

partisans, pour la glorification de votre néo-doctrine et pour la confusion de vos si débonnaires adversaires.

En tout cas, Monsieur, si, ce que je crois difficile, vous parveniez à faire cette histoire, et à y joindre des documents aussi détaillés que ceux que pourra vous fournir mon rapport, vous auriez, aussi, à nous expliquer comment, avec vos infiniment petits, avec vos globules de *veratrum* et de *cuprum*, si merveilleusement préservatifs, et qui vous étaient connus avant l'épidémie de 1849, puisque vous les prônez à outrance dans votre troisième édition d'avril 1849, vous avez pu cependant voir 270 personnes sur 300 ressentir, à un degré plus ou moins fort les atteintes de l'influence épidémique.

Mais vous auriez un compte bien plus difficile encore à régler avec un de vos confrères en homœopathie; vous auriez à vous mettre d'accord avec M. le docteur Dupont de Chambon qui, dans le N° du jeudi 20 juillet 1854, de l'*Akhbar*, journal de l'Algérie, nous dit, à la deuxième colonne : « Constatons « d'abord un fait d'une haute importance pratique, à savoir « que, sur toute une population placée dans le milieu épidémi- « que, la dixième partie, à peine, en ressent la maligne in- « fluence; qu'une part, plus ou moins considérable, de ce « dixième, contracte la maladie; enfin que, sur le nombre des « individus réellement atteints, il ne succombe que les trois « septièmes environ, malgré l'anarchie et l'incohérence des « diverses méthodes de traitement. »

Or, si j'applique à votre Couvent ce calcul d'un de vos plus estimables confrères en homœopathie, je vois que, sur 300 personnes composant sa population en 1849, 30 seulement auraient dû ressentir la maligne influence du fléau; que, sur ces 30 malades, un nombre plus ou moins considérable, la moitié, si vous voulez, et 15 par conséquent, auraient dû contracter la maladie, et que, sur ce nombre d'individus réellement atteints, il n'aurait dû en périr que les 3/7mes, c'est-à-dire environ 6, « malgré l'anarchie et l'incohérence des diverses méthodes de « traitement. »

Heureusement pour les Dames du Refuge, l'homœopathie est venue à leur secours, avec toutes ses ressources préservatrices et curatives, et par une « grâce providentielle », leur a enlevé 15 malades, lorsque le fléau, toujours d'après le témoignage de l'homœopathie, n'aurait dû faire que 6 victimes, si l'allopathie avait dû intervenir avec « l'anarchie et l'incohérence de ses méthodes. »

Et c'est là, Monsieur, le point de départ de toutes vos éditions!! Avouez-le, Monsieur, il faut, pour arriver à vos conclusions, beaucoup d'intelligence, beaucoup plus que n'en ont « tous les médecins réunis de l'ancienne école. »

Mais que faut-il penser encore de vos prétentions à prévenir le choléra à l'aide de vos préservatifs? D'abord, vous l'avez vu, c'est un honorable médecin homœopathe qui l'affirme, M. le docteur Dupont de Chambon; sur mille personnes placées dans un milieu épidémique, 900 personnes doivent ne rien ressentir, 50 doivent en ressentir légèrement l'influence, et 50 seulement contracter la maladie, sur lesquelles la médecine allopathique en laissera mourir les 3/7mes, c'est-à-dire 21 environ.

L'homœopathie pouvait-elle avoir une meilleure pensée, une idée plus féconde pour remplir l'escarcelle de ses pharmaciens, que de soumettre 950 personnes qui ne courent aucun danger, à s'approvisionner de ses boîtes à 20 fr.? Certes, ce n'est pas là une médecine ménagère de la bourse de ses croyants!!!

Mais il y a mieux encore, le *cuprum*, le *veratrum*, l'*acide phosphorique*, etc., dites-vous, administrés à doses infiniment petites, sont doués contre le choléra de propriétés homœopathiques, c'est-à-dire qu'ils s'opposent à l'invasion de cette cruelle maladie par la propriété qu'ils ont de produire, sur l'homme sain, des symptômes semblables à ceux du choléra. Or, je vous le demande, Monsieur, les individus auxquels vous faites prendre préventivement vos globules, sont-ils dans l'état physiologique, sain? Et si vous me répondez, comme je ne dois pas en douter, par l'affirmative, comment pouvez-vous, logiquement, dans le but de préserver un homme sain des

atteintes du fléau , vous exposer à provoquer les symptômes du
choléra chez cet homme qui a neuf chances et demie contre
une demi-chance de n'en être pas atteint ? Et d'ailleurs , comment ne voyez-vous pas que si, d'après vos principes, un remède
homœopathique doit guérir homœopathiquement une maladie,
il faut que celle-ci existe déjà, ou ait manifesté déjà l'immi-
nence de son atteinte par quelques signes précurseurs? N'est-ce
pas ainsi que le sulfate de quinine , chez un individu atteint
déjà d'un ou de plusieurs accès de fièvre intermittente bénigne
ou pernicieuse , administré pendant la période d'intermittence
ou de rémittence , prévient l'accès futur et guérit homœopathiquement l'affection qui produisait cette maladie ?

Il était réservé à votre miraculeuse médecine d'opérer des
prodiges et de faire prendre à des hommes sains, pour les préserver d'une maladie qui avait si peu de chance de les atteindre,
des remèdes susceptibles de produire cette même maladie.

Mais je m'aperçois, Monsieur, que j'ai donné à mes quelques
mots plus d'extension que je ne me l'étais proposé , en prenant
la plume.

Un peu plus tard , peut-être, serai-je dans le nécessité de les
faire suivre par quelques mots encore ; alors, si la Divine Pro-
vidence me le permet , je pourrai aborder d'autres faits, sur
lesquels je ne suis pas encore suffisamment édifié en ce moment,
et que l'enquête, que la Société Impériale de Médecine de notre
ville vient de confier à une Commission prise dans son sein , ne
pourra manquer d'éclairer, pour la plus grande gloire de votre
médecine.

Veuillez , Monsieur, agréer l'expression de mes sentiments
distingués.

Marseille , le 21 septembre 1854.

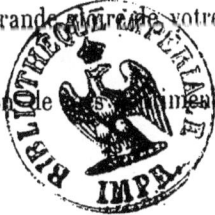